Kenia Milagro Piloto Tomés
Antonio Garcia Dominguez
Aline Garcia Rodríguez

Infiltración con lisado plaquetario a pacientes con epicondilitis

Kenia Milagro Piloto Tomés
Antonio Garcia Dominguez
Aline Garcia Rodríguez

Infiltración con lisado plaquetario a pacientes con epicondilitis

Medicina Regenerativa

Editorial Académica Española

Imprint
Any brand names and product names mentioned in this book are subject to trademark, brand or patent protection and are trademarks or registered trademarks of their respective holders. The use of brand names, product names, common names, trade names, product descriptions etc. even without a particular marking in this work is in no way to be construed to mean that such names may be regarded as unrestricted in respect of trademark and brand protection legislation and could thus be used by anyone.

Cover image: www.ingimage.com

Publisher:
Editorial Académica Española
is a trademark of
Dodo Books Indian Ocean Ltd., member of the OmniScriptum S.R.L Publishing group
str. A.Russo 15, of. 61, Chisinau-2068, Republic of Moldova Europe
Printed at: see last page
ISBN: 978-620-3-87224-8

Infiltración con lisado plaquetario en pacientes con epicondilitis

Hospital General Docente "Comandante Pinares". San Cristóbal. Artemisa.

Kenia Milagro Piloto Tomes1* https://orcid.org/0000-0002-6469-3075

Aline García Rodriguez1 https://orcid.org/ 0000-0002-9917-5454

Antonio García Dominguéz1 https://orcid.org/ 0000-0003-2686-0503

Hospital General Docente "Comandante Pinares". San Cristóbal, Artemisa.

*Autor para correspondencia: kenia69@infomed.sld.cu

R E S U M E N

Introducción: La epicondilitis constituye uno de los motivos de consulta más frecuentes tanto en la asistencia primaria como especializada y sin duda alguna es uno de los problemas que tiene mayor repercusión en la persona que la padece. El tratamiento de las epicondilitis constituye un reto para la medicina debido a enormes implicaciones sanitarias, sociolaborales y el dolor e impotencia funcional que provoca.

Objetivo Evaluar la efectividad del lisado plaquetario autólogo como alternativa de tratamiento en pacientes enfermos con epicondilitis.

Método: Se realizó un estudio cuasi experimental analítico longitudinal prospectivo evaluando el uso de lisado plaquetario autólogo como alternativa de tratamiento en pacientes con epicondilitis. El universo estuvo constituido por los 127 pacientes que acudieron a consulta de Ortopedia y traumatología con el diagnóstico de epicondilitis, durante el periodo comprendido entre octubre de 2014 y julio de 2018, y la muestra quedo constituida por 80 pacientes que cumplieron con los criterios de inclusión y exclusión.

Resultados: El grupo de edad entre 36-56 años y del sexo femenino son los de mayor representación en padecer esta enfermedad, las infiltraciones de lisado plaquetario autólogo aportan mejores resultados al convencional, se observa la mayor representación de pacientes que tuvieron una remisión total, las complicaciones fueron mucho más evidentes en el tratamiento convencional. También es relevante el costo-beneficio del tratamiento con lisado plaquetario autólogo.

Conclusión :El tratamiento con lisado plaquetario autólogo puede ser una alternativa para mejorar así la calidad de vida de los pacientes con epicondilitis.

Palabras clave: **PRF:** Plasma rico en factores ,**PRP:** Plasma Rico en Plaquetas, **LP:** Lisado plaquetario

La epicondilitis constituye uno de los motivos de consulta más frecuentes tanto en la asistencia primaria como especializada y sin duda alguna es uno de los problemas que tiene mayor repercusión en la persona que la padece, tanto por el sufrimiento que comporta por el dolor, como por las enormes implicaciones sanitarias y sociolaborales que provoca, así como un elevado costo derivado de gastos directos e indirectos El aumento de la expectativa de vida y la mayor demanda física que tiene la población afectada, hace que en la actualidad la enfermedad se observe con una mayor frecuencia e intensidad. (1, 2)

Esta afección es característica en la edad media de la vida, pero el joven no está exento de sufrirla y evoluciona cíclicamente hasta incapacitar a las personas para llevar a cabo sus actividades sistemáticas, fundamentalmente cuando se realizan repetidos movimientos de agarrar y levantar objetos ,y como consecuencia por lo que los extensores del antebrazo se esfuerzan en estabilizar la muñeca en dorsiflexión y como resultado se establece la lesión en el origen de los extensores del epicóndilo, y se desarrolla la afección dolorosa. (3)

Dentro de las alternativas de tratamiento de la epicondilitis el espectro es amplio y son muchas las sustancias que han sido probadas en infiltraciones. Existe evidencia que la utilización de Plasma Rico en Plaquetas (PRP) o

Lisado plaquetario (LP) en casos que no resuelve al tratamiento inicial o convencional, aportan muy buenos resultados, con mejoría total de la enfermedad. Ejemplo de ello lo constituye, desde hace ya casi dos décadas, el tratamiento la Medicina regenerativa (con el uso de plaquetas y células madre), en artrosis de rodillas, caderas, hombro, etcétera. (4-5)

Los resultados favorables en pacientes con dolores articulares tratados con componentes plaquetarios abrieron las puertas para la extensión progresiva de este tratamiento en estas enfermedades, primarias o secundarias a trastornos reumatológicos. (6-8)

El **objetivo de esta investigación** evaluar la efectividad del lisado plaquetario autólogo como alternativa de tratamiento en pacientes afectos con epicondilitis.

Métodos

Se realizó un estudio cuasi experimental analítico longitudinal prospectivo en el que se evaluó el uso de lisado plaquetario autólogo como alternativa de tratamiento en pacientes con epicondilitis en el Hospital General Docente "Comandante Pinares" de San Cristóbal, durante el período comprendido entre octubre de 2014 y julio de 2018.

El universo estuvo constituido por los 127 pacientes que acudieron a consulta de Ortopedia y traumatología con el diagnóstico de epicondilitis, durante el periodo comprendido entre octubre de 2014 y julio de 2018. La muestra quedo conformada por 80 enfermos que cumplieron con los siguientes criterios de inclusión pacientes mayores de 15 años,pacientes con diagnóstico de epicondilitis ,pacientes que manifiesten su conformidad en participar en la investigación y los **criterios de exclusión** pacientes con antecedentes de hipersensibilidad generalizada,pacientes portadores de enfermedades como: cáncer, síndrome de inmunodeficiencia humana, otras inmunosupresiones, anemias, enfermedades hematológicas y mujeres embarazadas.

La distribución de la muestra a cada grupo se hizo de manera intencional, se asignó el primer paciente que acudió a consulta en el período de recogida de los datos al grupo I y el próximo paciente al grupo II, y así consecutivamente, hasta completar los 40 casos en cada grupo, con una proporción en el estudio de 1:1. El grupo I o control, estuvo compuesto por 40 pacientes que recibieron el tratamiento convencional con infiltración de anestésicos locales y esteroides intraarticular. El grupo II o estudio, lo conformaron 40 pacientes que recibieron como tratamiento el lisado de plaquetas autólogas intraarticular.

Las variables de respuesta primarias fueron: evolución clínica del dolor, remisión de la enfermedad y tiempo de respuesta, las de respuesta secundaria fueron: complicaciones del procedimiento y costos y las de control fueron: edad, sexo, cuadro clínico y tipo de epicondilitis.

La investigación se realizó con la aprobación del consejo científico y ético de la institución de salud, cuidando la confidencialidad de los datos que se seleccionaron.

Resultados

De acuerdo con los grupos de edad y el grupo de tratamiento empleado, predominaron los pacientes que se encontraban entre los 36 y 56 años, como se aprecia en la tabla 1, en ambos grupos de estudio, con 31 casos en el grupo de lisa plaquetario y 28 pacientes en el convencional con un 38.8% y 35% respectivamente del total de individuos estudiados. Se determinó una media de 45,5 ± 10 para el primer grupo y de 49,2 ± 11,2 para el segundo, así como una t de Student de 1,5585 y un valor de p = 0,1232, lo que no resultó ser estadísticamente significativo.

Tabla 1. Distribución de los pacientes con epicondilitis según la terapia utilizada y los grupos de edad

Grupos de edad	Lisado Plaquetario		Convencional		Total	
	No.	%	No.	%	No.	%
De 15 a 35 años	5	6,3	3	3,8	8	10,0
De 36 a 56 años	31	38,8	28	35,0	59	73,8

	No.	%	No.	%	No.	%
De 57 a 77 años	4	5,0	9	11,3	13	16,3
Total	40	50,0	40	50,0	80	100,0
Media y DS	45,5 ± 10		49,2 ± 11,2			

Fuente : Modelo de registro de datos   T de Student   t = 1,5585   p = 0,1232

Tabla 2. Distribución de los pacientes con epicondilitis según la terapia utilizada y el sexo

Sexo	Lisado Plaquetario		Convencional		Total	
	No.	%	No.	%	No.	%
Masculino	13	16,3	16	20,0	29	36,3
Femenino	27	33,8	24	30,0	51	63,8
Total	40	50,0	40	50,0	80	100,0

Fuente : Modelo de registro de datos

$\chi^2 = 0,4868$ p = 0,4854

Según se observa en la tabla anteriormente presentada (tabla 2), hubo una primacía del sexo femenino sobre el masculino con 27 y 24 casos para un

33.8% y 30% respectivamente. En el grupo de estudio (lisado de plaquetas), se determinó una proporción de 2.07:1 a favor de las féminas. El chi cuadrado de Spearman arrojó un valor de 0,4868, con una p = 0,4854, lo que no resulta ser significativo, de acuerdo con los valores prefijados.

Tabla 3. Distribución de los pacientes según tipo de epicondilitis y terapia utilizada.

Tipo de epicondilitis	Lisado Plaquetario		Convencional		Total	
	No.	%	No.	%	No.	%
Humeral	30	37,5	25	31,3	55	68,8
Media	8	10,0	9	11,3	17	21,3
Antebraquial	2	2,5	6	7,5	8	10,0
Total	40	50,0	40	50,0	80	100,0

Fuente : Modelo de registro de datos

$\chi^2 = 2,5134 \qquad p = 0,2846$

En la tabla 3, que recoge la distribución según los tipos de epicondilitis, se hace evidente que la epicondilitis humeral es la más frecuente en los dos grupos de tratamiento con 30 y 25 pacientes cada uno, para un 37.5% y

31.3% respectivamente. Al determinar el chi cuadrado de Spearman se constataron datos de 2,5134 con un valor de p = 0,2846, que no resultaron ser significativo.

Tabla 4. Distribución de los pacientes con epicondilitis según la terapia utilizada y evolución del cuadro clínico

Cuadro clínico	Lisado Plaquetario			Convencional		
	Inicial	30 días	McNemar*	Inicial	30 días	McNemar*
Dolor	40	5	33,03	40	19	19,05
Inflamación	10	0	0	16	3	14,06
impotencia funcional	2	0	0	5	0	0

Fuente : Modelo de registro de datos

*p = 0,0000

Tabla 5. Distribución de los pacientes con epicondilitis según la terapia utilizada y la intensidad del dolor

Intensidad del dolor	Lisado plaquetario		Convencional	
	Eva.	EVA a los	Eva.	EVA a los

	Inicial*	30 días**	Inicial*	30 días**
0 – 3	5	3 5	1	1 8
4 – 6	1 0	3	6	5
7 – 8	7	2	4	9
9 - 1 0	1 8	0	2 9	8
Total	4 0	4 0	4 0	4 0
Media y DS	7,0 ± 2,8	2,1 ± 1,6	8,4 ± 2	4,9 ± 3,4
t de Student	25,8253	p = 0,0000	t = 15,8114	p = 0.0000

Fuente : Modelo de registro de datos

* t de Student ; t = 2,5733 ; p = 0.0120

** t de Student ; t = 4,7127 ; p = 0.0000

En ninguno de los pacientes evaluados aumentó el dolor.

Tabla 6. Distribución de los pacientes con epicondilitis según la terapia utilizada y la remisión de la enfermedad.

Remisión de la enfermedad	Lisado plaquetario		Convencional		Total	
	No	%	No	%	No	%

Remisión total	3 5	8 7.5	1 8	4 5	53 66.2
Remisión parcial	4	1 0.0	1 4	3 5	28 22.5
Sin remisión	1	2.5	8	2 0.0	9 11.3
Total	4 0	1 0 0	4 0	1 0 0	80 100,0

Fuente : Modelo de registro de datos

$X^2 = 16,4528$; gl=2; p = 0,0003

Como se puede apreciar, en los resultados alcanzados según la respuesta el tratamiento de acuerdo con los criterios de remisión de la enfermedad, se pudo constatar que prevalecieron en ambos grupos de estudios los pacientes que tuvieron una remisión total de la enfermedad con mayoría del grupo donde se utilizó el lisado de plaquetas, con 35 y 45 para un 87.5% y un 53% respectivamente. El valor de p resultó ser estadísticamente significativo = 0,0003 y un valor de $X^2 = 16,4528$.

Tabla 7. Distribución de los pacientes con epicondilitis según la terapia utilizada y el tiempo de respuesta

Tiempo de respuesta	Tipo de tratamiento	
	Con Lisado	Convencional

	n = 40	n = 40
De 7 a 14 días	22	11
De 15 a 21 días	12	9
De 22 a 29 días	5	12
Mayor de 30 días	1	8
Media	15,2	21,2
Desviación Estándar	6	2,8

Fuente : Modelo de registro de datos

t de Student t = 5,7312   p = 0.0000

Según los datos presentados en la tabla 7, correspondientes al tiempo de respuesta de la lesión, 22 pacientes del grupo II y 11 casos del grupo I, necesitaron entre 7 y 14 días de evolución para considerarse que mantuvieron una evolución favorable al tratamiento. Para esta variable se determinó una media de 15.2 días para el primero y de 21.2 días para el segundo, con una desviación estándar de 6 y 2.8 en el mismo sentido. Todos los cálculos estadísticos resultaron ser significativos, lo que se evidenció un una t igual a 5,7312 y un valor de p = 0.0000, coincidencia estadística perfecta, lo que permite afirmar con seguridad la efectividad del tratamiento con lisado de plaquetas. La categoría menor de siete días no se plasmó en la tabla porque su matriz fue cero.

Tabla 8. Distribución de los pacientes con epicondilitis según la terapia utilizada y aparición de complicaciones

Complicaciones	Tipo de Tratamiento	
	Lisado plaquetario	Convencional
Dolor post inyección.	2	8
Hematoma	1	4
Despigmentación cutánea	0	2
Total	3	14

Fuente : Modelo de registro de datos

D iscu sió n

La m ed icin a regen erativa es aquella que se encarga de la regen eració n y reparación de tejid o s y ó rganos para recuperar su fu ncio nalidad. Es em pelad a com o altern ativa de tratam iento en las epico ndilitis. (9 ,1 0)

H ernández G onzález y colaboradores, (1 1) hallaro n un predom in io de lo s pacien tes con epicondilitis que se enco ntraban en tre los 28 y 47 añ os, con el 72.9% del to tal, concordando com pletam ente con lo co n statado po r la au to ra.

G ám ez P érez, (12) en su tesis de docto rado, m ostró que la m ayo ría de lo s pacien tes de m ás de 50 año s con epicon dilitis con una edad prom ed io de 57.6 ± 9.4 añ os en el grupo tratado con lisado plaquetario, y de 57.1 ± 7.6 año s, en el grupo control, m edias que no diferían sig nificativam en te (t = 39,24 ; gl= 1 78, p= 0 ,6952), lo que n o co incide con los resu ltad o s o bten ido s po r la investigad o ra.

En otra investigació n cuando se com paró la inyección de sangre autó lo ga con el tratam iento esteroideo una m edia de edad para el prim ero de 43.7±7 .8 y para el segundo de 46.7±8 .4, lo que arro jó un valo r de p 0.096, dato s sim ilares a los de la investigación conclu id a. (13)

A bdul K haliq y colaboradores, (14) estudiaron 102 pacien tes d ivid id o s en dos grupos. La m edia de edad fu e de 34.2±10.2 en el grupo A del lisado y de 33.6±10.5 año s en el grupo B con un valor de p igual a 0.783. Las cifras presentadas se encuentran por debajo de las presentadas en la investigación por la autora.

Michael C. Glanzmann y colaboradores, (15) encontró en su investigación de 62 pacientes incluidos con epicondiltis una media de edad de 48.2 años con un rango que osciló entre los 32 y 65 años, concordando con lo identificado en este estudio.

Hernández González y asociados (11), hallaron un predominio de los pacientes con epicondilitis que pertenecían al sexo femenino con 36 casos para un 75%, lo que coincide plenamente con lo encontrado en la investigación.

Gámez Pérez, (12), obtuvo una mayoría de casos del sexo femenino, para un 73.3% en el grupo de lisado plaquetario y 57 casos que representó el 63.3% en el grupo de tratamiento convencional, coincidiendo con los resultados mostrados en la investigación desarrollada.

Hasan Onur Arik, (16) en su estudio, comparó la inyección de sangre autóloga con el tratamiento esteroideo obteniendo una proporción en cuanto al sexo de 11:29 y para el segundo de 10:30, arrojando un valor de p igual a 0.500, predominando evidentemente los pacientes del sexo femenino, datos similares a los de la investigación concluida más recientemente.

Abdul Khaliq y colaboradores, (14) estudiaron 102 pacientes divididos en dos grupos. El sexo preponderante fue el femenino con el 53% de los casos estudiados con respecto al 47% de los masculinos. Se calculó un valor de p según los resultados igual a 0.55. Estos hallazgos son similares a los mostrados por la investigadora.

En una investigación publicada por Michael C. Glanzmann y colaboradores (40) de 62 pacientes incluidos, se muestra una supremacía de las mujeres sobre los hombres, con 35 féminas y 27 pacientes del sexo masculino; datos que coinciden con los hallazgos del presente estudio.

Santa Coloma y colaboradores,(17) fue el único estudio, de los revisados, en el que predominaron los pacientes del sexo masculino sobre el femenino, con diagnóstico de epicondilitis (79 casos para un 57% en sexo masculino y 60 mujeres para un 43%), no coincidiendo con la investigación recién concluida.

Martínez Montiel y colaboradores, (10) reportaron que en los primeros días posteriores a la aplicación de PRP, algunos individuos refirieron dolor moderado que cedía con el paso de los días.

Mercedes Gay Muguercia e investigadores asociados (18), muestran en su estudio, al evaluar los síntomas a los 10 y 15 días, que el grupo control mantenía un elevado número de afectados; en tanto, el grupo de estudio con acupuntura, a los 10 días solo poseía un paciente con dolor e impotencia funcional, y a los 15 días ninguno presentaba los síntomas en cuestión.

Maricela Silvia Palay Despaigne, (19) publicó que según la intensidad del dolor y el tratamiento que recibirían, en el examen físico inicial el dolor era intenso en 8 pacientes del grupo control y en 9 del clasificado como de estudio (50,0 y 56,0 %, respectivamente); máximo, en 7 del primero (44,0 %) y 5 del segundo (31,0 %); e insoportable en 1 y 2, para 6,0 y 13,0 % en ese orden. En relación con lo expresado anteriormente, hubo diferencias significativas (p <0,05) respecto a la ausencia del dolor cuando comenzaron a ser tratados con uno u otro método terapéutico, pues la acupuntura fue más efectiva (en 14, para 87,0 %) que el convencional (en 9, para 56,0 %).

Obtuvo Tosun H, (20) en cuanto a la presencia de los síntomas y signos de pacientes con epicondilitis en dos grupos tratados, examinando la variación de frecuencias relativas respecto al dolor pudo apreciar que en el grupo tratado con lisado plaquetario tuvo disminución estadísticamente significativa del dolor y la determinación de la variación absoluta porcentual del cambio obtuvo mayor porcentaje de mejoría en el grupo tratado con el lisado plaquetario.

Hasan Onur Arik, (16), en su estudio, comprobó, comparando la inyección de sangre autóloga con el tratamiento de inyección de esteriodes, una proporción en cuanto a la duración del cuadro clínico de 4.3±3.2 y para el segundo de 4.5±3.5, con un valor de p igual a 0.844, aportando un mayor tiempo de curación por parte de los pacientes en paralelo con los individuos de la investigación desarrollada.

De acuerdo con la distribución de los pacientes, realizada según el cuadro clínico presentado, se evidenció que el total de casos presentó dolor como manifestación clínica en el momento en que se realizó el diagnóstico, lo que disminuyó considerablemente a 5 y 19 pacientes en el grupo I y II, respectivamente, con valores encontrados del test de McNemar de 33.03 y 19.05, significativo para el procesamiento de esta variable con un valor de p = 0,0000, coincidencia perfecta.

Resultó ser llamativo durante la evaluación inicial del dolor que en el grupo de lisado plaquetario 18 pacientes se encontraron entre 9 y 10 puntos de la EVA, es decir que presentaban dolor intenso y a los 30 días de tratamiento esta categoría adoptó valor cero, con predominio en esta evaluación de la categoría de disminución muy significativa del dolor con 35 de 40 casos. Así mismo en el grupo de tratamiento convencional, fueron mayores los casos con dolor severo al inicio, lo que disminuyó a 8 pacientes después de aplicar tratamiento. En este sentido, se halló un valor del t de Student de 2,5733 con una p = 0.0120 al comienzo de la terapéutica y de 4,7127, con una p = 0.0000 al finalizar la misma, con una coincidencia estadística, con mayor significación el grupo II.

Martínez Montiel y colaboradores ,(10) mostraron en los resultados de su investigación en relación a la evaluación de la escala de EVA, un promedio de 7.45 con PRP (IC 95%; 6.60-8.29) y de 7.9 con corticosteroide (IC 95%; 6.70-8.64), nuevamente sin existir diferencia significativa entre los dos grupos, por lo que se continúa infiriendo que ambos son iguales.

L. Jiménez (21) determinó que la puntuación media en la EVA preoperatoria medida durante la actividad del brazo afectado fue de 8,8 (7-10) puntos con una desviación estándar de 1,08 y un IC 95% (8,24-8,96). El resultado promedio en la EVA postoperatoria medida durante la actividad fue de 0,7 (0-6) puntos con una desviación estándar de 1,59 y un IC 95% (0,18-1,24), obteniéndose una disminución media de 8,1 (3-10) puntos. Se realizó un análisis estadístico de los resultados en la EVA preoperatoria y postoperatoria mediante una comparación de medias para datos apareados utilizando el test estadístico t-Student, con una diferencia estadísticamente significativa (p < 0,00).

Alisara Arirachakaran y colaboradores,(22) en una revisión sistemática realizada encontraron que en varias investigaciones incluidas en el estudio, se obtuvo una disminución más significativa del dolor con la aplicación de plasma rico en plaquetas que con tratamiento esteroideo y convencional, con valores estadísticos de -1.7 (95 % CI -2.6, -0.8) y -2.5 (95 % CI -3.5, -1.5), lo que concuerda con los resultados de la investigación que se discute

En su estudio Hasan Onur Arik, (16), determinó, comparando la inyección de sangre autóloga contra el tratamiento esteroideo, una proporción en cuanto a los resultados de la escala análoga visual de 6.9 ± 1.2 y para el segundo de 6.8 ± 1.3, conun valor de p igual a 0.679, estadísticamente no significativo.

Abdul Khaliq y colaboradores, (14) estudiaron 102 pacientes divididos en dos grupos. En cuanto a los resultados de la EVA, publicaron que la media de la intensidad del dolor en los grupos, fue menor en el de lisado plaquetario, de 6.5 ± 1.2 y 6.7 ± 1.4 al inicio de la investigación. Se calculó un valor de p según los resultados igual a 0.519. Luego disminuye en ambos grupos, pero más con el lisado plaquetario, obteniendo valores de 4.0 ± 2.6 y 3.5 ± 2.61, con una p de 0.372. Se consideró por los autores como más eficiente el grupo del lisado plaquetario con una mejoría del 82.3% de los casos. Estos hallazgos son similares a los mostrados por la investigadora.

Xun xiang Tan y colaboradores,(23) con la escala análoga visual lograron un valor de EVA inicial con la administración del plasma rico en plaquetas de 72.8 ± 3.9 para todos los pacientes; al mes fue de 19.8 ± 5.6 y a los doce meses descendió hasta 8.2 ± 2.8, existiendo diferencias significativas sobre el grupo control con un valor de p igual a 0.01.

Santa Coloma,(17) informó una disminución de la intensidad del dolor causado por epicondilitis con la administración del lisado plaquetario de 42, 56, 71 y 82% a las 8, 16, 26 y 52 semanas de evolución post tratamiento, lo que es coincidente con lo plasmado en la tabla 8.

Martínez Montiel y colaboradores,(10) reportaron que, al comparar resultados al inicio de la aplicación de PRP, 7.45 (IC 95%; 6.65-8.24), contra los obtenidos a los seis meses, de 5.05 (IC 95%; 4.34-5.75), se observó una diferencia del 25%, mostrando una amplia mejoría con el tratamiento (p = 0.058^{-4}), mientras que con el corticosteroide se obtuvo un promedio inicial de 7.9 (IC 95%; 6.93-8.64) y final de 7.55 (IC 95%; 6.9-8.12), con lo que se demostró una mejoría del 4.4%, sin una diferencia significativa.

L. Jiménez, (21) determinó que la calificación del resultado por parte de los pacientes, el 71,4% lo consideraron como excelente, el 22,9% lo calificó como muy bueno y el 5,7% restante lo consideró como bueno.

Moriatis J ,(24) describe en su investigación, en relación a la efectividad de la inyección de sangre autóloga, frente a las de corticoides, mayor efectividad de los corticoides a corto plazo (4 semanas) y estos datos se invierten en las evaluaciones a mayor plazo. Así, el resultado es mejor con sangre autóloga en las evaluaciones a las 26 y 52 semanas. Otros autores (10,15,17,23) describen, sin embargo, mejorías significativas de la sangre autóloga a las 4 y 8 semanas.

Gámez Pérez,(12) obtuvo diferencias muy significativas en cuanto a la respuesta entre los dos grupos de tratamientos (p = 0,0001). Los resultados fueron más favorables en el grupo tratado con lisado plaquetario: 95.6% de los pacientes presentó un buen resultado en su evolución (de respuesta total más respuesta parcial), predominó la respuesta total en tres cuartas partes del total de estos, no hubo respuesta en un 4,4% de los casos. Sin embargo, el 16,7% del grupo, con el tratamiento convencional, se mantuvo sin respuesta. La comparación entre ambos grupos fue significativa (p = 0.0152). Estos resultados son similares a los presentados en la tabla 9.

VK Gautam y colaboradores,(25) compararon el lisado plaquetario con la inyección esteroidea, con la evaluación de la EVA, escala DASH, escala Oxford Elbow (26) y la escala modificada de mayo, realizaron evaluación preinyección y consecutivamente durante seis meses, constatando remisión de la enfermedad en los dos grupos de estudio, pero con mayor rapidez en los pacientes con inyección esteroidea. No obstante, este último grupo a los tres meses de seguimiento, presentó reagudización del proceso, que se hizo evidente a los seis meses en el 46.7% de los casos, se evidenció la mayor efectividad de la administración del lisado plaquetario, coincidiendo con la investigadora del estudio.

Radosław Lebiedziński y colaboradores,(27) utilizaron la escala DASH para establecer comparación entre el componente autólogo y la administración de betametasona a las seis semanas y a los seis meses, obtuvieron resultados significativos a favor del segundo tratamiento, pero al año fue mejor con el lisado plaquetario. Esto demuestra que el lisado es más prolongado pero el tratamiento con betametasona es más rápido, con valores de p igual a $p < 0.001$ y $p < 0.001$, respectivamente.

Tristan Rodik y colaboradores,(28) demostraron a través de la escala Mayo Elbow que después de ocho semanas de la inyección del lisado plaquetario, una mejoría en el 60% de los enfermos constatándose con la aplicación de la EVA , sobre el tratamiento convencional. Seis meses después, esa mejoría aumentó al 82% y en el seguimiento final en un rango entre 12 y 38 semanas, creció a un 93%.En dicha investigación se logró un alto nivel de satisfacción de los pacientes con el tratamiento que incluía el lisado plaquetario.

Michael C. Glanzmann y colaboradores,(15) encontraron en sus investigaciones de 62 pacientes incluidos, que hubo una media según la escala PREE antes de la inyección del plasma rico en plaquetas de 54 (rango entre 18 y 94) y de 23 (rango de 0 a 70) a los seis meses de seguimiento con un valor de p de acuerdo con el test de Wilcoxon de 0.001.

Estos resultados coinciden con la aplicación de otras escalas como la DASH score y con los propios resultados de la investigadora.

Otras investigaciones también mostraron resultados alentadores a la terapéutica utilizada en la epicondilitis resaltando los obtenidos con el uso de plasmas ricos en plaquetas.(25- 29)

La adecuada y efectiva remisión del cuadro clínico asociado a la epicondilitis con el uso del lisado plaquetario puede deberse a que las plaquetas son el principal surtidor de factores de coagulación que aseguran la hemostasia y la formación de un coágulo estable. Asimismo, son la principal fuente de los factores de crecimiento. El tratamiento con PRP busca imitar la respuesta fisiológica del organismo al daño tisular. La liberación de factores de crecimiento del plasma rico en plaquetas se da por la activación natural de las plaquetas al contacto con el colágeno tisular o por medio de la adición de cloruro de calcio o trombina previo a su aplicación. Con esta última técnica la liberación se da de forma inmediata: 70% durante los primeros 10 minutos y 100% a los 60 minutos. La activación del plasma rico en plaquetas al contacto con el colágeno tisular se prolonga hasta 5 a 9 días y produce mayor liberación de factores de crecimiento (hasta el 80%). (27-29)

L. Jiménez,(21) determinó que el tiempo medio en regresar a la actividad laboral, en aquellos pacientes que no estaban o se quedaron en situación de desempleo (lo que ocurrió en 5 de 35 casos), fue de 7 (2-12) semanas. Por su parte, el tiempo medio en volver a las actividades deportivas fue de 10 (6-20) semanas en aquellos pacientes que practicaban algún deporte que afectara al codo operado fue de :6 de 35 pacientes.

Tosun H,(20), publicó que el tiempo de respuesta de la lesión constituyó la característica distintiva entre ambos tratamientos, 86 pacientes remitieron sus síntomas en un período inferior a 6 semanas en el grupo estudio, frente a 20 en el mismo tiempo en el grupo control que mostró una respuesta pobre y muy enlentecida (tabla 9). Las diferencias de medias resultaron altamente significativas (t = 10,4771; gl = 98, p = 0.0000).

Alisara Arirachakaran y colaboradores,(22) ,en una revisión realizada encontraron que, con la aplicación de la escala de evaluación de pacientes con codo de tenista, los resultados estadísticos alcanzados con seguimiento de dos meses y tres meses respectivamente, no existió diferencias estadísticas entre los dos tratamientos aplicados. Este hallazgo no concuerda con los resultados de la presente investigación descrito por la autora.

Se presentaron complicaciones en 3 pacientes que recibieron el tratamiento con lisado plaquetario (37 pacientes sin complicaciones), mientras que en el tratamiento convencional hubo complicaciones en 14 pacientes (26 pacientes sin complicaciones). Ningún paciente presentó más de una complicación, ni infección local en el sitio de la infiltración.Coincidiendo con lo plasmado por diferentes autores. (3,31)

En el grupo de pacientes que recibieron como tratamiento con lisado plaquetario se comprobó un menor número de complicaciones predominando el dolor post inyección con dos casos. Sin embargo, este número aumentó a 8 pacientes en el grupo de tratamiento convencional presentando otras complicaciones.(32)

Tosun H(20) en un trabajo publicado donde emplea el lisado plaquetario, comentó que no se detectaron complicaciones. Solo dos casos refirieron ardor local ligero y transitorio en el sitio de aplicación.

Arrigoni *y colaboradores,*(33) han publicado recientemente que hasta el 85% de los pacientes refractarios a tratamiento conservador presentan una lesión intraarticular y hasta el 50% signos de hipermovilidad. Los hallazgos más conocidos son la sinovitis y el CLAC (*chondropathy of the lateral aspect of the capitellum*), seguidos de las plicas posteriores o anteriores y lesiones condrales de la cara anterosuperior de la cabeza radial. La microinestabilidad se puede evaluar tanto clínica como artroscópicamente.

Alisara Arirachakaran y colaboradores,(22), en una revisión sistemática realizada encontraron que, en los cinco estudios incluidos, cuando se compararon las complicaciones secundarias al tratamiento convencional, esteroideo y el lisado plaquetario, hubo bajo riesgo de complicaciones con una significación estadística al límite de lo aceptable de 99.6 % (RR = 0.004; 95 % CI 0.0002, 0.09) y 53 % (RR = 0.53; 95 % CI 0.27, 1.05), respectivamente. La inyección del lisado plaquetario tuvo un 10 % (RR = 0.90; 95 % CI 0.36, 1.27), estadísticamente no significativo, de bajo riesgo de complicaciones cuando se comparó con la inyección del esteroide.

Xun xiang y colaboradores,(23) utilizando la escala análoga visual, no reportaron complicaciones con la administración del plasma rico en plaquetas, se mostró recuperación de la función del codo con satisfacción por parte de los casos. Estos datos coinciden con los presentados por la autora de la investigación.

Se ha demostrado que la terapia de la epicondilitis con lisado plaquetario produce un efecto regenerador y reparador en los tejidos musculoesqueléticos por sus efectos biológicos: neovascularización, diferenciación de las células madres mesenquimales, liberación local de factores angiogénicos y disminución de los niveles de mediadores inflamatorios.(34,35)

Mishra (36) publicó un estudio multicéntrico y aleatorizado comparando el uso local de PRP y bupivacaína. A las 12 semanas no se objetivaron diferencias; sin embargo, a las 24 semanas el grupo de PRP había reducido un 25% el dolor en la Escala Visual Analógica (EVA) en comparación con el grupo de bupivacaína. Actualmente se sabe que el uso de anestésicos o glucocorticoides con PRP produce una disminución estadísticamente significativa de la proliferación y viabilidad de los tenocitos (37), es significativo el resultado de alivio de dolor con el uso de lisado plaquetario en este estudio y en ninguno de los pacientes aumentó el dolor según resultados obtenidos y mostrados por la investigadora.

Al finalizar la investigación, se hizo un cómputo del costo según tipos de tratamiento y costo por tratamiento medicamentoso. Se demostró un menor costo por medicamento en el grupo de lisado plaquetario de $15.52 y total de $632.00, en comparación con los pacientes que obtuvieron tratamiento convencional de $60.08 por medicamento y de $2403.20 como costo total. Estableciendo una comparación determinando que el tratamiento grupo I era 3.8 veces más costoso que el del grupo II.

Gámez Pérez,(12) publicó que el coste unitario de producción de una bolsa de lisado plaquetario, resulta mínimo cuando se compara con el coste del tratamiento convencional. A esta ventaja debemos agregar que la producción de cada bolsa de plaquetas representa un coste de 282.04 CUP. El cual sería en vano si ésta tuviese que desecharse al no ser utilizada para sus indicaciones habituales por el tiempo de conservación. Con el uso del lisado plaquetario se recupera esta suma por cada bolsa utilizada. Este resultado y los encontrados por la investigadora son semejantes.

Recomendaciones

Se proponen realizar estudios comparativos o experimentales en pacientes con dolor en enfermedades musculo esqueléticas y el uso de medicina regenerativa .

REFERENCIAS BIBLIOGRÁFICAS

1. Altintas B, Greiner S. Lateral epicondylitis: conservative - operative. Der Orthopade [Internet]. 2016 oct [citado 25 Jun 2018]; 45(10): 870-877. [aprox 7 p.]. Disponible en: http://web.b.ebscohost.com/ehost/pdfviewer/pdfviewer?vid=0&sid=6e3d5489-54b3-4d0e-b1a0-98bf2efb29db%40pdc-v-sessmgr01

2. Rosulescu E, Vasilescu M, Ilinca I, Carmoci A. Are there evidence-based practices of laser therapy in lateral epicondylitis patients? Sports Medicine Journal / Medicina Sportivâ [Internet]. 2016 Abr [citado 25 Jun 2018]; 12(2): 2798-2804. [aprox 6 p.]. Disponible en: http://web.b.ebscohost.com/ehost/pdfviewer/pdfviewer?vid=0&sid=bf6d788b-d300-4300-ab2e-c1b8828984ea%40sessionmgr104

3. Vargas Negrín F. Codo. AM [Internet]. 2016 Sep [citado 2018 Jun 25]; 12(10): 22-31. [aprox 9 p.]. Disponible en:

http://web.b.ebscohost.com/ehost/pdfviewer/pdfviewer?vid=0&sid=6ca 6fee1-c79d-428d-8138-b06b9b3e2b9d%40sessionmgr102

4. Bermejo E. Plaquetas. Artículo de revisión. Hematología [Internet]. 2017 Ag [citado 2018 Jun 23]; 21(10-18): 10-19. [aprox 9 p.]. Disponible en: www.sah.org.ar/revista/numeros/vol21/extra/06-Vol%2021-extra.pdf

5. Pérez Castillo D, Echemendía AL, Muñoz Cruz AD, Rodríguez Orta C, Piloto Tome KM, Gámez Pérez A. Las plaquetas con fines terapéuticos en lesiones del Sistema osteomioarticular. Rev Cubana Ortop Traumatol [Internet]. 2015 Marz [citado 2018 Jun 23]; 29(1): 87-93. [aprox 4 p.]. Disponible en: http://scielo.sld.cu/scielo.php?script=sci_arttext&pid=S0864-215X2015000100010&lng=es.

6. Mateo de Acosta Andino DA, Porres Aguilar M, Vázquez Saldaña DG, Makipour Jr. J, Bedolla E. Actualización bibliográfica sobre el uso de preparaciones ricas en plaquetas en la cicatrización de heridas. Cir. plást. iberolatinoam. [Internet]. 2010 jul-Ag-Sep [citado 2018 Jun 23]; 36(3): 231-239. [aprox 8 p.]. Disponible en: http://scielo.isciii.es/scielo.php?script=sci_arttext&pid=S0376-78922010000300005

7. Fernández Delgado ND, Hernández Ramírez P. Aplicación de las plaquetas con fines regenerativos en Cuba. Rev Cub Hematología,

Inmunología y Hemoterapia [Internet]. 2017 ene [citado 2018 Jun 23]; 33(1): 23- 29 [aprox 6 p.]. Disponible en: http://www.revhematologia.sld.cu/index.php/hih/article/view/561/284

8. Gámez Pérez A. Tratamiento con células madre: nuevo paso de avance en el occidente cubano. Rev. Cubana Hematol Inmunol Hemoter [Internet]. 2015 Mar [citado 2018 Jun 25]; 31(1): 1-3. [aprox 3p.]. Disponible en: http://scielo.sld.cu/scielo.php?script=sci_arttext&pid=S0864-02892015000100001&lng=es.

9. Guzmán López KN, Camas Acero LG, Espinel Núñez NN, Ojeda Carpio AA. Overview of regularly used non-steroidal anti-inflammatory drugs in rheumatologic clinical practice prescription. Rev Cubana Reumatol [Internet]. 2017 Abr [citado 2017 Dic 29]; 19(1):. Disponible en: http://scielo.sld.cu/scielo.php?script=sci_arttext&pid=S1817-59962017000100004&lng=es.

10. Martínez Montiel O, Valencia Martínez G, Blanco Bucio P, Villalobos Campuzano C. Tratamiento de epicondilitis de codo con plasma rico en plaquetas versus corticosteroide local. Acta ortop. mex [Internet]. 2015 May- Jun [citado 25 May 2018]; 29(3): 155- 158. [aprox 3 p.]. Disponible

en:http://web.b.ebscohost.com/ehost/pdfviewer/pdfviewer?vid=0&sid=

5b4bb53d-7ae4-4a52-8c5d-18aff902c748%40sessionmgr104

11. Hernández González EH, Mosquera Betancourt G, Viñas Rodríguez O, Guedes Consuegra ML. Resultados del proceder de Nirschl en la epicondilosis lateral de codo. AMC [Internet]. 2017 Mar-Abr [citado 2018 Jun 23]; 21(2): [aprox 7 p.]. Disponible en: http://scielo.sld.cu/scielo.php?script=sci_arttext&pid=S1025-02552017000200006

12. Gámez Pérez A. Efectividad del lisado obtenido de plaquetas alogénicas en el tratamiento ambulatorio de úlceras posflebíticas. La Habana: Editorial Universitaria; 2017.

13. Morales Quispe J, Suárez Oré C, Paredes Tafur C, Mendoza Fasabi V, Meza Aguilar L, Colquehuanca Huamani L. Trastornos musculoesqueléticos en recicladores que laboran en Lima Metropolitana. An Fac Med [Internet]. 2016 Oct [citado 2017 Dic 29]; 77(4): 357-63. Disponible en: http://www.scielo.org.pe/scielo.php?script=sci_arttext&pid=S1025-55832016000400007&lng=es

14. Khaliq A, Khan I, Inam M, Saeed M, Khan H, Iqbal MJ. Effectiveness of platelets rich plasma versus corticosteroids in lateral epicondylitis. J Pak Med Assoc [Internet]. 2015 [citado 25 Jun 2018]; 3: 101-107. [aprox 6 p.]. Disponible en:

http://web.b.ebscohost.com/ehost/pdfviewer/pdfviewer?vid=0&sid=82b bb55e-9f5e-40db-97ab-f54973c4f0d1%40pdc-v-sessmgr01

15. Glanzmann M, Audigé L, Glanzmann M. Platelet rich plasma for chronic lateral epicondylitis: is one injection sufficient? Archives of Orthopaedic & Trauma Surgery [Internet]. 2015 Dic [citado 25 Jun 2018]; 135(12): 1637-1645. [aprox 8 p.]. Disponible en: http://web.b.ebscohost.com/ehost/pdfviewer/pdfviewer?vid=0&sid=8f4 3ede1-f61d-4d2e-9234-d662c0335d11%40sessionmgr120

16. Arik H, Kose O, Guler F, Deniz G, Egerci O, Ucar M. Injection of autologous blood versus corticosteroid for lateral epicondylitis: a randomized controlled study. Journal of Orthopaedic Surgery (Hong Kong) [Internet]. 2014 Dic [citado 25 Jun 2018]; 22(3): 333-337. [aprox 5 p.]. Disponible en: http://web.b.ebscohost.com/ehost/pdfviewer/pdfviewer?vid=0&sid=dd0 876d3-9a61-4236-99ac-5a40de71c1d2%40sessionmgr103

17. Santa Coloma E, Hochbaun DS, Travolaro Trombetta C, Godoy MA, Khoury MA. Utilización de plasma rico en plaquetas en la epicondilitis lateral. AATD [Internet]. 2013 Dic [citado 25 Jun 2018]; 20(2): 26-29. [aprox 3 p.]. Disponible en: http://bases.bireme.br/cgi-bin/wxislind.exe/iah/online/?IsisScript=iah/iah.xis&src=google&base=LILACS&lang=p&nextAction=lnk&exprSearch=702154&indexSearch=ID

18. Gay Muguercia M, Carrión Cabrera PA, López Veranes FN. Efectividad de la acupuntura con tachuela en afectados por epicondilitis. MEDISAN [Internet]. 2014 Jun [citado 25 May 2018]; 18(6): 820-824. [aprox 4 p.]. Disponible en: http://scielo.sld.cu/scielo.php?script=sci_arttext&pid=S1029-30192014000600011

19. Maricela Silvia Palay Despaigne, I Dra.C. Olga Pereira Despaigne L, Martén Despaigne N, Carrión Cabrera PA, Esteris Plutín M. Efectividad de la acupuntura en pacientes con epicondilitis humeral. MEDISAN Internet]. 2014 Sep [citado 25 May 2018]; 18(9): 1219-1223. [aprox 5 p.]. Disponible en: http://scielo.sld.cu/scielo.php?script=sci_arttext&pid=S1029-30192014000900005

20. Tosun H, Gumustas S, Agir I, Uludag A, Serbest S, Ertem K, et al. Comparison of the effects of sodium hyaluronate-chondroitin sulphate and corticosteroid in the treatment of lateral epicondylitis: a prospective randomized trial. J Orthop Sci [Internet]. 2015 Sep [citado 25 Jun 2018]; 20(5): 837-843. [aprox 6 p.]. Disponible en: http://web.b.ebscohost.com/ehost/pdfviewer/pdfviewer?vid=3&sid=da8 25c35-be5f-4bc7-babe-c5eb69bb91e9%40sessionmgr102

21. Jiménez L, García AM, Muratore Moreno G, Medina J. Cuatro gestos quirúrgicos en el tratamiento de la epicondilitis. Revista Española de

Cirugía Ortopédica y Traumatología [Internet]. 2016 ene [citado 2018 Jun 23]; 60(1): 38-43. [aprox 6 p.]. Disponible en: http://www.elsevier.es/es-revista-revista-espanola-cirugia-ortopedica-traumatologia-129-articulo-cuatro-gestos-quirurgicos-el-tratamiento-S188844151500082X

22. Arirachakaran A, Sukthuayat A, Sisayanarane T, Laoratanavoraphong S, Kanchanatawan W, Kongtharvonskul J. Platelet rich plasma versus autologous blood versus steroid injection in lateral epicondylitis: systematic review and network meta-analysis. gy: J Orthopaed Traumatol [Internet]. 2016 jun [citado 25 Jun 2018]; 17(2): 101-112. [aprox 11 p.]. Disponible en: http://web.b.ebscohost.com/ehost/pdfviewer/pdfviewer?vid=0&sid=6f9d19ec-1089-4cf9-9313-b8f6330ed2fb%40sessionmgr103

23. Xun xiang Tan, Hai yang Ju, Wei Yan, Hong jiang Jiang, Jin ping Su, Hua jun Dong, et al. Autologous platelet lysate local injections for the treatment of refractory lateral epicondylitis. Journal of Orthopaedic Surgery and Research [Internet]. 2016 Ene [citado 25 Jun 2018]; 11: 17. [aprox 7 p.]. Disponible en: http://web.b.ebscohost.com/ehost/pdfviewer/pdfviewer?vid=0&sid=af413f11-6973-49bc-a8f5-00e3884eabe2%40sessionmgr104

24. Moriatis J, Ozer K, Scott F, Gordon M, and Williams A: Comparison of Autologous Blood, Corticosteroid, and Saline Injection in the

Treatment of Lateral Epicondylitis: A Prospective, Randomized, Controlled Multicenter Study. J Hand Surg 2011;36: pp. 1269-1272

25. Gautam VK, Verma S, Batra S, Bhatnagar N, Arora S. Platelet-rich plasma versus corticosteroid injection for recalcitrant lateral epicondylitis: clinical and ultrasonographic evaluation. Journal of Orthopaedic Surgery [Internet]. 2015 Abr [citado 25 Jun 2018]; 23(1): 1-5. [aprox 5 p.]. Disponible en: http://web.b.ebscohost.com/ehost/pdfviewer/pdfviewer?vid=0&sid=f70 d25c6-43b8-4623-a2c6-3dbd95bdd4e2%40sessionmgr101

26. Cardona L.Diferencia mínima clínicamente importante en algunas escalas de medición utilizadas en enfermedades musculoesqueléticas. Rev.Colombiana de Reumatología. [Internet]. 2014;21(3):125-132 Disponible en : https://www.academia.edu/10776324

27. Lebiedziński R, Synder M, Buchcic P, Polguj M, Grzegorzewski A, Sibiński M. A randomized study of autologous conditioned plasma and steroid injections in the treatment of lateral epicondylitis. International Orthopaedics [Internet]. 2015 [citado 25 Jun 2018]; 39: 2199- 2203. [aprox 4 p.]. Disponible en: http://web.b.ebscohost.com/ehost/pdfviewer/pdfviewer?vid=0&sid=9ec 5e5a4-349f-4994-b7a4-563977fcb513%40sessionmgr101

28. Rodik T, McDermott B. Platelet-Rich Plasma Compared with Other Common Injection Therapies in the Treatment of Chronic Lateral

Epicondylitis. JSR [Internet]. 2016 [citado 25 Jun 2018]; 25: 77- 82. [aprox 5 p.]. Disponible en: http://web.b.ebscohost.com/ehost/pdfviewer/pdfviewer?vid=0&sid=f8d b3e5f-857a-40fe-bc70-d5a19c8eae3d%40sessionmgr103

29. Tormo Collado F, Mifsut Miedes D. Infiltración de PRP autólogo como tratamiento de las tendinopatías crónicas del tendón de aquiles. Rev. Español Cirug Osteoarticular [Internet]. 2017 ene- marz [citado 25 Jun 2018]; 269(52): 18- 27. [aprox 9 p.]. Disponible en: https://dialnet.unirioja.es/servlet/articulo?codigo=6093758

30. Knop E, de Paula LE, Fuller R. Plasma rico em plaquetas no tratamento da osteoartrite. Rev. bras reumatol [Internet]. 2016 ene [citado 25 Jun 2018]; 56(2): 152- 164. [aprox 12 p.]. Disponible en: http://www.scielo.br/pdf/rbr/v56n2/pt_0482-5004-rbr-56-02-0152.pdf

31. Prentice WE, Davis M. Rehabilitation of knee. En:Prentice WE, Voight MI, editor. Techniques in musculoskeletal rehabilitation. New York: McGraw-Hill; 2001

32. Makris UE, Abrams RC, Gurland B, Reid MC. Management of persistent pain in the older patient: a clinical review. JAMA 2014; 312(8):825-836.

33. Arrigoni P, Cucchi D, Menon A, Randelli P. It's time to change perspective! New diagnostic tools for lateral elbow pain. Musculoskelet Surg. 2017.

34. .Moya D, Ramón S, Schaden W, Wang ChJ, Guiloff L, Cheng JH. The Role of Extracorporeal Shockwave Treatment in Musculoskeletal Disorders. J Bone Joint Surg Am. 2018 [citado 24/09/2018]; 100 (3): 251-263. Disponible en: https://journals.lww.com/jbjsjournal/fulltext/2018/02070/The_Role_of_Extracorporeal_Shockwave_Treatment_in.13.aspx

35. Solheim E, Hegna J, Øyen J, Inderhaug E. Arthroscopictreatment of lateral epicondylitis: tenotomy versusdebridement. Arthroscopy. 2016;32:578–85.2.

36. Chaudhury S, de La Lama M, Adler RS, Gulotta LV, Skonieczki B, Chang A, et al. Platelet-rich plasma for the treatment of lateral epicondylitis: sonographic assessment of tendon morphology and vascularity (pilot study). Skeletal Radiol. 2016; 42:91-7.

37. Arrigoni P, Cucchi D, D'Ambrosi et al. Intra-articular findings in symptomatic minor instability of lateral elbow (SMILE). Knee Surg Sport Traumatol Arthrosc. 2017; 25:2255-2263.

Conflicto de intereses

Los autores declaran que no existe conflicto de intereses.

Contribuciones de los autores

Kenia Milagro Piloto Tomes: Conceptualización, curación de datos, análisis formal, adquisición de fondos, investigación, metodología, administración del proyecto, recursos, supervisión, visualización, redacción del borrador, redacción, revisión y edición del trabajo final.

Aline García Rodriguez: Curación de datos, análisis formal, adquisición de fondos, metodología, recursos, supervisión, validación, visualización, redacción del borrador, redacción, revisión y edición del trabajo final.

Antonio García Rodríguez: Análisis formal, adquisición de fondos, metodología, recursos, redacción, revisión y edición del trabajo final.

Indice

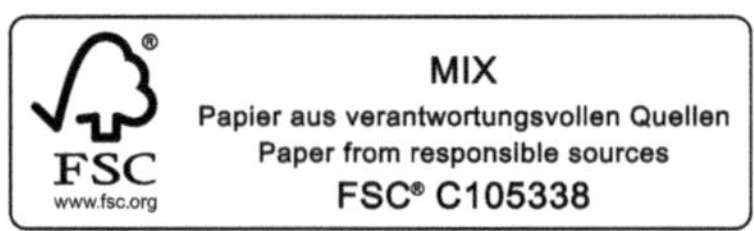

Printed by Books on Demand GmbH, Norderstedt / Germany